DES
OPHTALMIES ÉPIDÉMIQUES

à la colonie des Douaires

PAR

M. le Docteur J. GAURAN

Chirurgien chef honoraire de l'hôpital ophtalmique départemental

Membre du Conseil central d'hygiène de la Seine-Inférieure

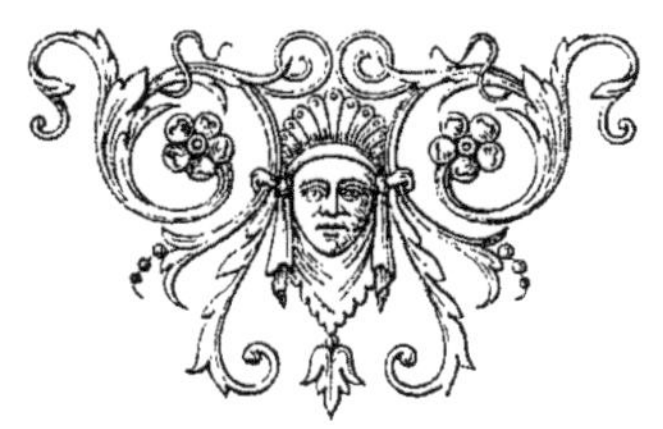

ROUEN

IMPRIMERIE E. CAGNIARD (Léon GY, Succr)

Rues Jeanne-Darc, 88, et des Basnage, 5

—

1897

DES

OPHTALMIES ÉPIDÉMIQUES

à la colonie des Douaires

PAR

M. le Docteur J. GAURAN

Chirurgien chef honoraire de l'hôpital ophtalmique départemental
Membre du Conseil central d'hygiène de la Seine-Inférieure

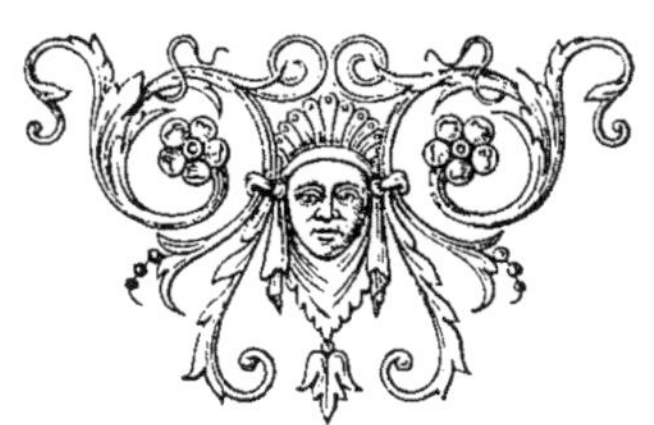

ROUEN

IMPRIMERIE E. CAGNIARD (Léon GY, Succ')

Rues Jeanne-Darc, 88, et des Basnage, 5

1897

DES OPHTALMIES ÉPIDÉMIQUES

A LA COLONIE DES DOUAIRES

Par M. le docteur J. GAURAN

Messieurs,

Désigné par M. le Ministre de l'Intérieur pour étudier les affections oculaires, qui sévissent à la colonie des Douaires, en rechercher les origines, les causes et indiquer les moyens propres à les combattre et à les prévenir, j'ai consigné mes observations dans un rapport qui vous présentera peut-être quelqu'intérêt.

Il ne s'agit pas, en effet, ici, d'un cas particulier à la colonie sus-nommée.

Les conditions sanitaires dont il est question dans ce rapport, et sous l'influence desquelles évoluent les affections précitées, se retrouvent aussi dans tous les établissements similaires, avec les mêmes conséquences.

Par le fait, les mesures que j'ai cru devoir indiquer dans un cas, en apparence spécial, se rattachent à la solution d'un problème d'hygiène générale, concernant tous les établissements publics à population nombreuse.

I

Etat actuel des affections des yeux

Il y a en ce moment à la colonie, sur une population totale de 337 individus, 93 pupilles atteints de maladies des yeux, soit par conséquent $\frac{27.59}{100}$.

On peut diviser ces ophtalmiques en trois groupes :

	Nombre de colons atteints
1er groupe. — Maladies oculaires idiopathiques	18
2e groupe. — Maladies épidémiques non contagieuses (héméralopie)	3
3e groupe. — Maladies épidémiques et contagieuses	72
Total	93

Nature des affections oculaires

A. — Les ophtalmiques du premier groupe présentent souvent, aux deux yeux, les lésions les plus variées de l'organe de la vision et de ses annexes ; mais ces lésions ne résultant d'aucun contage, et n'ayant par conséquent aucun caractère de transmissibilité, je ne les signale que pour mémoire.

B. — Les malades du 2ᵉ groupe, sont atteints d'un trouble spécial de la vision sans altération de l'organe.

Ce trouble est caractérisé par l'impossibilité de voir le soir. Il est connu sous le nom d'héméralopie ou cécité nocturne.

C. — Les maladies oculaires du 3ᵉ groupe sont toutes du type conjonctival.

Elles se divisent en :

	Nombre de colons atteints
Conjonctivites simples	15
— folliculaires	54
— granuleuses	3
Total	72

Elles ont, ainsi qu'il a été dit, deux caractères communs : d'être le produit d'un contage et de revêtir la forme épidémique ; mais il y a lieu, dès à présent, d'indiquer leurs différents degrés de gravité :

a. — Les conjonctivites simples ont une terminaison rapide par l'emploi d'un traitement rationnel.

b. — Les conjonctivites folliculaires, peu sensibles aux agents thérapeutiques seuls, ont une évolution très lente et peuvent persister pendant plusieurs mois, sans toutefois, dans la plupart des cas, donner lieu à des complications susceptibles d'altérer la vision.

Le tableau ci-après peut donner une idée de cette persistance et en même temps du développement de cette variété en rapport avec la prolongation du séjour à la colonie.

CONJONCTIVITE FOLLICULAIRE

PUPILLES		Présents à la colonie	DURÉE	NOMBRE de cas	0/0
entrés à la colonie			du séjour		
1896	57	32	6 mois	0	0
1895	106	95	1 an — 6 mois	10	10.58
1894	152	92	2 ans — 6 mois	20	21.73
1893	110	55	3 ans — 6 mois	24	43.63

c. — Les conjonctivites granuleuses sont essentiellement chroniques, incurables, se compliquant de lésions graves avec diminution plus ou moins considérable de la vision, et même de cécité.

II

État antérieur des maladies oculaires épidémiques

ORIGINE DES ÉPIDÉMIES

D'après le rapport des inspecteurs généraux, pour l'année 1868, les ophtalmies épidémiques étaient inconnues à la colonie avant cette époque. Elles y auraient été importées alors, par des détenus provenant, pour une part, de la maison centrale de Gaillon, où ils étaient en dépôt, pour une autre part, d'établissements similaires, notamment de celui de Guermanez.

Nous verrons que cette assertion n'est qu'en partie

fondée et que pour le plus grand nombre de ces affections l'origine est toute autre.

Quoiqu'il en soit, lorsque les nouveaux bâtiments (actuels) furent occupés (sept. 1868), les ophtalmies s'y montrèrent immédiatement en nombreux cas.

Sous le nom générique d'ophtalmies on désignait alors tout le groupe des affections conjonctivales, sans bien les différencier entre elles.

Du moins est-il certain que les follicules et les granulations étaient confondues ensemble.

L'Inspecteur général Rousselin, envoyé dans le commencement de 1869, prescrivit un ensemble de mesures des plus rationnelles : isolement des malades, soins de propreté, amélioration du régime alimentaire, application des agents thérapeutiques alors préconisés contre ces affections.

Malgré tout, les conjonctivites contagieuses deviennent endémiques à la colonie, pour, à certaines époques, revêtir un caractère épidémique.

D'après les rapports que nous avons sous les yeux, la proportion de colons atteints, correspondant à chacun de ces deux moments, oscille entre 25 et 40 0/0 de la population totale.

Les héméralopies (2e groupe) semblent ne s'être révélées épidémiquement que beaucoup plus tard, en 1878. Le directeur de l'établissement en signale alors 45 cas.

Mais dans ses rapports le docteur Maillé assure que,

depuis neuf années qu'il est à la colonie, il a toujours observé des héméralopes.

Il est probable en effet que les deux formes d'épidémies, observées aux Douaires, se sont développées pour ainsi dire parallèlement. Jusqu'à ces dernières années, les héméralopes ont été très nombreux.

M. le docteur Bouju, en prenant le service médical, en compte 76 cas; plus tard, en 1891, le docteur Panas, 105.

A partir de cette époque, cette affection disparaît graduellement.

Nous dirons plus loin sous quelle influence.

De la comparaison que l'on peut maintenant établir entre le passé et le présent, il résulte :

Que si l'on peut compter comme acquise l'extinction de l'héméralopie (on ne nous en a signalé que 3 cas, encore sont-ils douteux), les épidémies de conjonctivite présentent actuellement la même intensité que jadis. A cet égard aucun progrès n'a été réalisé, malgré les efforts incessants et les préoccupations constantes de l'Administration pénitentiaire.

III

La connaissance des conditions étiologiques, qui président à l'évolution des épidémies dont il est question, est de la dernière importance. Ces notions causales sont en effet la base des indications thérapeutiques et prophylactiques.

CAUSES DE L'HÉMÉRALOPIE

La cause prédisposante de l'héméralopie réside dans la dénutrition qu'engendre une alimentation pauvre et insuffisante. La cause occasionnale : dans l'exposition des individus ainsi débilités, à une excitation lumineuse intense et prolongée, la réverbération solaire, par exemple.

CAUSES DES CONJONCTIVITES

Les causes des conjonctivites contagieuses diffèrent, quoique les unes et les autres variétés se rencontrent dans les mêmes conditions hygiéniques ; celles de l'encombrement et de la cohabitation commune (casernes, orphelinats, maisons de détention, etc.).

Tandis que le contage des conjonctivites granuleuses préexiste chez les individus atteints et se propage par *infection directe*, celui des conjonctivites simples et folliculaires est un produit de l'air vicié, et sa propagation se fait indirectement par l'intermédiaire du milieu ambiant ; à ce titre, la dénomination de *conjonctivites miasmatiques* convient à ces deux variétés de commune origine.

Dans le 1er cas, l'encombrement n'a pas d'autre rôle que de favoriser, par la promiscuité, l'innoculation directe d'individu malade à individu sain. Dans le second cas, il est le facteur principal de l'état miasmatique d'où naissent les conjonctivites de même nom.

D'où il suit : que les conjonctivites granuleuses ou

infectantes sont importées du dehors, tandis que les conjonctivites miasmatiques *naissent in situ* d'un foyer commun, qui a sa genèse dans les locaux eux-mêmes.

Les causes ci-dessus énumérées ont-elles existé ou existent-elles encore à la colonie ?

Le régime alimentaire a laissé longtemps à désirer, aux Douaires. La quantité de viande attribuée par semaine aux pupilles était tout à fait insuffisante. D'autre part, très souvent exposés à la réverbération solaire, dans les cours ou au dehors, les colons réunissaient bien les conditions voulues pour devenir hémérolopes.

Relativement aux conjonctivites miasmatiques qui forment, pour ainsi dire, à elles seules, le contingent des maladies contagieuses, 69 cas sur 72, nous savons qu'elles sont dues au méphitisme de l'air.

Nous devons donc nous enquérir si aux Douaires les locaux d'habitation commune, c'est-à-dire les dortoirs, étaient dans de bonnes conditions hygiéniques par rapport au volume d'air renouvelable nécessaire à la dissolution des produits nuisibles excrétés pendant le sommeil.

A la colonie, le cubage atmosphérique des dortoirs donne (voir le tableau ci-dessous), pour chaque occupant, une moyenne de 23^{m3} d'air sain. Toutefois, cette proportion se trouve notablement diminuée par le fait que, dans ce cubage, il n'a pas été tenu compte des cellules, de l'ameublement des saillies, des reliefs des murs, ni du volume moyen des corps.

DORTOIRS

DORTOIRS	VOLUME d'air	NOMBRE de lits	VOLUME d'air par pupille	Ventilateurs	OBSERVATIONS
1	3265^{m3} 008	137	23^{m3} 830	8	Dort. cellulaire
2	3265 008	137	23 830	8	d°
3	979 584	44	22 263	3	d°
4	1401 400	N'est occupé qu'accidentellt.	»	3	Dort. en comm.

Néanmoins, pour opérer sur des nombres ronds, admettons que la ration d'air pur dévolue à chaque pupille, d'après ce tableau, soit de 24^{m3}, quoique en réalité notablement inférieure.

Si nous adoptons un séjour de huit heures dans le dortoir, chaque pupille aura à consommer par heure de sommeil $\frac{24}{8} = 3$ mètres cubes d'air pur.

Or, nous savons que pour dissoudre les produits des exhalaisons pulmonaires et cutanées, il faut au minimum 6^{m3} d'air pur par heure et par individu, soit pour huit heures $6 \times 8 = 48^{m3}$.

Le déficit d'air pur, ou ce qui revient au même, la quantité d'air méphitique fabriquée, sera pour le même temps $48 - 24 = 24^{m3}$ par pupille : pour 137 occupants de $3,288^{m3}$.

Il s'agissait maintenant de savoir si les ventilateurs des dortoirs étaient doués d'une capacité d'extraction suffisante pour entraîner au dehors ces $3,288^{m3}$ d'air vicié qui ne doivent plus être respirés une seconde fois.

Je n'avais aucune compétence technique pour élucider ce point.

J'observerai toutefois que la ventilation des dortoirs m'a semblé s'opérer par de simples ventouses, et que ce mode d'introduction de l'air, inusité aujourd'hui, ne paraît pas assez puissant pour amener un courant capable de substituer à la quantité d'air vicié une quantité égale d'air pur.

Les couches oscillantes de l'atmosphère dénaturé peuvent être enlevées de cette façon, mais il est certain que celles qui adhèrent aux murs, aux objets d'ameublement, aux parois des cellules, ne sont pas entraînées.

Dans le cas particulier où il s'agit de locaux occupés par des enfants, il faut tenir grand compte de ce fait, que chez ceux-ci la respiration étant plus énergique, les sécrétions plus abondantes, les exhalaisons pulmonaires et cutanées sont, par là même, plus actives; d'où une plus grande production d'air vicié.

Je signalerai en outre une méthode d'évacuation des urines qui me semble aussi apporter son contingent à la viciation de l'air des dortoirs. Dans l'épaisseur du mur du bâtiment existe un tube dont l'extrémité inférieure plonge dans une tinette située au dehors, tandis que son extrémité supérieure s'adapte à une cuvette logée dans le mur, dans laquelle se vident les vases de nuit. Bien que cette niche soit fermée par des volets et ne s'ouvre qu'au moment du nettoyage de la salle, il s'en échappe très manifestement des odeurs ammoniacales qui peuvent aussi jouer un rôle dans l'altération de l'air.

En définitive, toutes les conditions propres à produire l'état miasmatique me semblent se trouver réunies dans les locaux de cohabitation commune.

IV

Traitement et prophylaxie

Le traitement et la prophylaxie des affections dont nous nous occupons se confondent. A vrai dire il n'y a pas de traitement sans prophylaxie. Je n'insisterai donc pas sur les agents thérapeutiques. Ils sont divers et nombreux et leur emploi et leurs indications particulières ont été l'objet d'une entente entre le docteur Bouju et le rapporteur.

Les mesures prophylactiques que j'ai à recommander dérivent, ainsi que je l'ai dit, de l'étiologie des affections considérées.

En ce qui concerne l'héméralopie, elles ont reçu déjà, depuis trois ans, leur application et leur effet a été pour ainsi dire immédiat. La réforme du régime alimentaire, une distribution plus abondante de viande, l'usage de l'huile de foie de morue ont amené, en effet, la disparition de l'héméralopie.

Nous avons déjà dit que depuis 1891, on n'en avait presque plus constaté de cas.

Suivant que les conjonctivites contagieuses sont

infectantes ou miasmatiques, leur prophylaxie diffère.

Ainsi, aux conjonctivites granuleuses il faut appliquer rigoureusement l'isolement. Cette pratique est en usage depuis longtemps aux Douaires, à l'égard de cette catégorie d'ophtalmiques. Le peu de développement que cette affection a pris à la colonie (3 cas seulement en 1896) est dû en grande partie à ce que les enfants, contrairement aux adultes, sont plus réfractaires à cette contagion.

Toutefois ces ophtalmiques sont en général si gravement atteints, que j'émets l'avis formel qu'ils ne peuvent pas être conservés à la colonie, mais renvoyés dans les hôpitaux de leurs pays d'origine.

L'isolement appliqué aux conjonctivites miasmatiques n'a qu'une importance très relative, du moment que la propagation de leur contage s'effectue par les locaux encombrés. Il est d'ailleurs impraticable eu égard au grand nombre d'individus atteints et à la surveillance dont ils doivent être l'objet.

La désinfection des locaux est le seul moyen rationnel à employer indiqué par l'étiologie.

La désinfection est une opération assez complexe et qui, sous peine d'être inefficace, doit être rigoureusement pratiquée, suivant les règles que nous allons indiquer.

Elle se base sur l'évacuation complète de chacun des dortoirs, à tour de rôle.

Le local doit rester inoccupé pendant au moins un

mois; toutes les baies ouvertes jour et nuit de façon à ce qu'il soit soumis à une constante ventilation.

Pendant la durée de l'évacuation et environ tous les huit jours, le sol de la salle, le plafond et les murs seront aspergés d'un liquide désinfectant (solution de sublimé) projeté par un pulvérisateur (type Geneste et Herscher).

Chaque cellule devra aussi recevoir ce traitement sur toutes ses faces.

Pendant ce temps, les objets de literie ainsi que les vêtements des détenus devront être passés à l'étuve sous pression, des mêmes constructeurs.

Cette étuve me paraît indispensable dans une colonie comme celle des Douaires, ou nombre d'affections épidémiques de toute nature peuvent se développer à l'improviste.

Passé la période de temps que nous jugeons nécessaire à la désinfection, ce dortoir sera de nouveau réoccupé, pour que le même traitement soit appliqué à un autre, et ainsi de suite.

Ce mode de désinfection par roulement peut être heureusement favorisé à la colonie des Douaires, grâce à la place dont on dispose. En effet, l'établissement possède 4 dortoirs dont 3 suffisent amplement à la population.

Employé jadis dans certaines maternités, sans autre auxiliaire que l'action revivifiante de l'air, à l'exclusion de tout agent antiseptique, il avait procuré un abaissement considérable de la mortalité, par fièvre puerpérale, dont le contage peut être aussi considéré comme d'origine miasmatique.

Je ne saurais trop insister sur l'absolue nécessité d'opérer de la manière que je viens de recommander.

La désinfection radicale d'un local est subordonnée en quelque sorte à sa disposition architecturale. Plus on y aura multiplié les surfaces de contact atmosphérique, plus la désinfection par ventilation y sera lente. Les angles, saillies, reliefs de toute nature y compris le mobilier, qu'on ne peut supprimer, retiennent les couches d'air vicié.

Ces mêmes dispositions rendent aussi la désinfection par lavages antiseptiques très difficiles. Les cellules incluses dans les dortoirs de la colonie forment, à ce point de vue, une condition très défavorable. Ce que l'hygiène y a gagné d'un côté elle y a perdu de l'autre. Aussi les pratiques de la désinfection doivent-elles être rigoureusement appliquées.

Il est dès maintenant, avant toute chose, indispensable d'être bien édifié sur la valeur d'extraction des ventilateurs en usage. Le volume de 6 ^{m3} d'air par individu et par heure doit être considéré comme le minimum à introduire pendant les huit heures de sommeil.

J'ai déjà indiqué l'importance de la propreté du corps et la façon dont elle agit comme moyen préventif puissant.

L'établissement étant pourvu de bains – douches (système Delabost), toute satisfaction peut être obtenue à cet égard.

V

CONCLUSIONS

Deux sortes d'épidémies ont sévi à la colonie des Douaires, depuis sa fondation :

Des épidémies d'héméralopies;
Des épidémies de conjonctivites contagieuses.

L'extinction des épidémies résultera de l'éloignement de leurs causes, celles-ci nous étant connues.

L'héméralopie a en effet disparu par l'amélioration du régime alimentaire.

La persistance des conjonctivites s'explique par celle même des causes qui les engendrent, c'est-à-dire le *méphitisme* des dortoirs.

En ce qui les concerne, ces causes peuvent aussi être éloignées par l'assainissement des locaux et des individus.

Cet assainissement est possible et l'insalubrité n'est pas une conséquence fatale des agglomérations, quand on peut réaliser les conditions hygiéniques nécessaires.

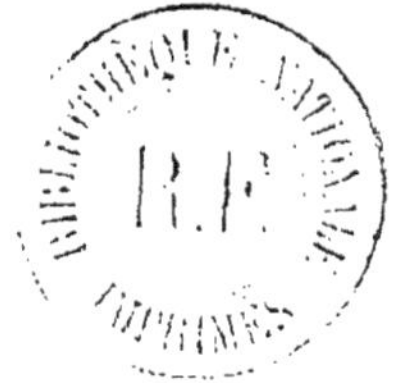

PUBLICATIONS DE L'AUTEUR

De la pupille artificielle par iridomie après l'opération de la cataracte

Anophthalmie double, congénitale.

Des cécités subites et définitives après les grandes hémorrhagies.

De la valeur relative de la pression intra-oculaire dans les décollements simples et symptomatiques.

Contribution à l'histoire des tumeurs intra-oculaires.

De l'iridectomie dans certaines formes de glaucôme et de l'action anti-glaucomateuse de l'éserine.

Des cécités consécutives aux contusions du globle, sans lésion des membranes ni des milieux.

(Bulletin de la Société de Médecine).

Exophthalmie pulsatile double traumatique, guérison spontanée.
(Congrès pour l'avancement des Sciences, Rouen).

Eloge de Jacques Daviel.
(Société libre de l'Eure, 1886).

Prévention de l'ophthalmie des nouveaux-nés.

Du traitement des tumeurs érectiles de la région oculo-palpébrale par le cautère Paquelin.

De l'extraction de la cataracte à lambeau simple ou combiné.

Myxo-Sarcôme du nerf optique.
(Normandie Médicale).

D'une réforme urgente dans l'impression des livres scolaires.
(Séance générale des Conseils d'hygiène du département).

Cas de folie grave datant de trois ans, radicalement guéri après l'opération de la cataracte.
(Congrès des aliénistes, Rouen, 1890).